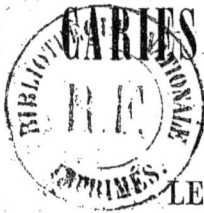

DES
CARIES DENTAIRES COMPLIQUÉES

ET

LEUR MODE DE TRAITEMENT

PAR

Henry MEIFREN

Membre de la Société odontologique de France
Membre de la Société des Sciences médicales de Poitiers
Chirurgien-Dentiste à Poitiers (Vienne)

NOTICE

Présentée au Congrès International dentaire de Barcelone
(Espagne), le 24 Septembre 1899

POITIERS
IMPRIMERIE BLAIS ET ROY
7, RUE VICTOR-HUGO, 7

1899

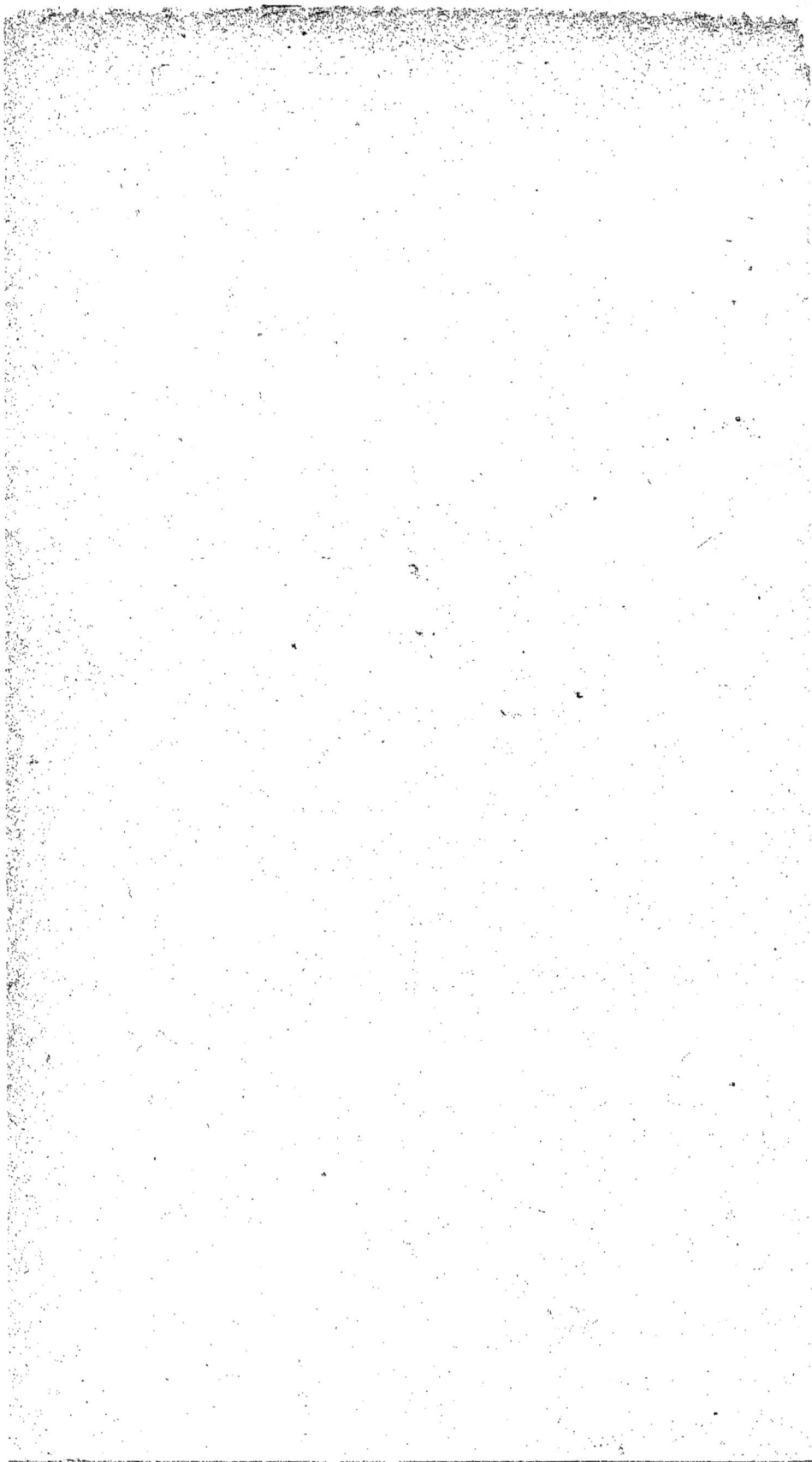

DES

CARIES DENTAIRES COMPLIQUÉES

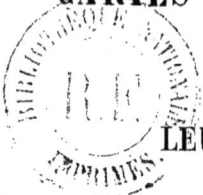

ET

LEUR MODE DE TRAITEMENT

PAR

Henry MEIFREN

Membre de la Société odontologique de France
Membre de la Société des Sciences médicales de Poitiers
Chirurgien-Dentiste à Poitiers (Vienne)

NOTICE

*Présentée au Congrès International dentaire de Barcelone
(Espagne), le 24 Septembre 1899*

POITIERS
IMPRIMERIE BLAIS ET ROY
7, RUE VICTOR-HUGO, 7

1899

CARIES DENTAIRES COMPLIQUÉES

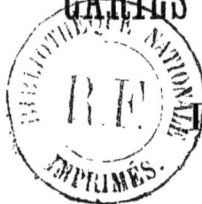

LEUR TRAITEMENT

————— ※ —————

INTRODUCTION

La pratique et les expériences remarquables nous ont aujourd'hui fixé sur la véritable nature de la carie dentaire. Il ne saurait donc être question des théories vitale, inflammatoire, ou parasitaire pour soutenir la réalité des caries internes, ou des caries du cément.

Il n'existe en réalité que deux tissus offrant un terrain propice au développement de la carie : ces deux tissus sont l'émail et l'ivoire. Je considère, et à ce point de vue je dirai avec Magitot qu'il n'y a que deux espèces de caries : carie de l'émail, carie de l'ivoire. Mais les nécessités de la clinique ne sont pas comblées par cette division qui ne peut suffire qu'à ceux qui s'occupent uniquement de la nature de la carie.

Rarement il nous arrive de mettre la pénétration au nombre des caries compliquées, et cependant elle n'en constitue pas moins la plus importante des complications. Lorsque la pulpe se trouve dénudée, la carie n'est plus pour nous que secondaire, car il s'agit de sauver l'organe pulpaire, c'est-à-dire la dent elle-même dont l'existence est gravement compromise. Au point de vue clinique, je n'hésite pas à comprendre la carie pénétrante dans la variété du groupe des caries compliquées.

Définition du sujet

Les complications dans la carie sont très nombreuses ; je citerai, pour ne pas dépasser toute la pathologie dentaire, l'inflammation de la pulpe et du périoste, les abcès, les fistules, les affections du sinus, la nécrose des maxillaires, et enfin les névralgies et les accidents nerveux. En faisant commencer les caries compliquées à la pénétration, nous leur donnons pour limites celles du traitement qui pourra s'obtenir en même temps que la conservation de l'organe, mais nous aurons soin d'en excepter les caries pénétrantes qui ont amené une nécrose partielle ou totale d'un maxillaire.

La signification des caries compliquées étant fixée, il nous sera facile d'établir les divisions concernant les complications et le traitement, en nous imposant l'ordre clinique et l'ordre anatomique.

Lorsque nous sommes en face d'une carie pénétrante, nous trouvons la pulpe saine, malade, ou
détruite ; après la pulpe au sommet de la racine nous
trouvons le périoste alvéolo-dentaire dont les altérations nous conduisent jusqu'à la limite que nous
avons assignée aux caries compliquées. Nous étudierons donc les différentes variétés de ces caries,
dans l'ordre des complications qui tiennent à la pulpe dénudée, et de celles qui tiennent au périoste
alvéolo-dentaire.

Division du sujet

Il s'agit maintenant de diviser en deux grandes
classes ces caries compliquées, telles qu'elles se pré-
sentent le plus souvent aux yeux du praticien.

La première classe comprendra la carie compliquée avec la pulpe dénudée, saine, ou irritée, atteinte d'inflammation aiguë ou chronique.

La seconde classe comprendra la carie compliquée avec la périostite alvéolo-dentaire, suivie d'inflammation aiguë ou chronique. ·

Il est bien entendu que nous n'avons en vue que
le traitement des caries compliquées. Les dents
sont formées, on le sait, de trois parties : la couronne,
les racines et le collet. Le collet est une ligne con-
ventionnelle où se limite la couche d'émail recou-
vrant la couronne. La couronne possède au centre

de sa masse une cavité qui reproduit plus ou moins sa forme extérieure et que l'on nomme la cavité pulpaire. La racine est également creusée d'un canal appelé canal dentaire, qui communique avec la pulpe.

Notions anatomiques et physiologiques du sujet

Les incisives et les canines, dents à une seule racine, ne possèdent qu'un canal dentaire très facile à explorer grâce à ses dimensions et surtout à sa régularité. Les bicuspides sont également pourvues d'une seule racine, mais plus volumineuse et dans laquelle il est facile de reconnaître la trace de deux racines réunies. Souvent ces deux racines sont distinctes, mais n'opèrent leur division qu'à une certaine distance du collet. Les grosses molaires possèdent trois racines au maxillaire supérieur. De ces trois racines, l'interne est beaucoup plus volumineuse que les deux autres, et souvent très divergente. Son canal dentaire est large et facile à explorer, sauf de rares exceptions. Les deux autres racines externes sont moins volumineuses, avec le canal dentaire très étroit, et régulièrement assez difficile à explorer. Il arrive quelquefois que ces molaires supérieures portent quatre racines, mais ces cas sont très rares, et nous ne croyons pas qu'il soit nécessaire de s'étendre sur ce sujet peu intéressant pour le praticien.

Les grosses molaires inférieures sont pourvues de deux racines, l'une antérieure, l'autre postérieure ; les deux sont larges, volumineuses et aplaties. Leurs canaux dentaires, d'un calibre assez étroit, rendent toujours l'exploration de ces dents particulièrement difficile.

Nous venons d'étudier le contenant, c'est-à dire les cavités pulpaires et les canaux dentaires ; il nous faut maintenant étudier le contenu, c'est-à-dire la pulpe dentaire.

Pulpe Dentaire. — La pulpe a exactement la forme et les dimensions des cavités dans lesquelles elle se moule ou plutôt qui se sont moulées sur elle, suivant l'expression de Tomes. Sa couleur, à l'état normal, est rose pâle et sa consistance devient d'autant plus ferme que le sujet avance en âge ; ainsi son tissu est mou chez l'enfant et très ferme chez le vieillard. A ce moment, la pulpe subit des modifications importantes, elle diminue de volume ; la couche des cellules s'atrophie ; les vaisseaux s'oblitèrent ; les nerfs subissent une dégénérescence ; et c'est alors que les dents deviennent branlantes et finissent par tomber.

Périoste alvéolo-dentaire. — C'est une membrane très mince placée entre la racine des dents et les parois de l'alvéole. — Le périoste alvéolo-dentaire est extrêmement riche en vaisseaux, en nerfs. Les vaisseaux prennent leurs sources : aux gencives, aux cloisons àlvéolaires, et à l'os. Les nerfs sont de beaucoup les plus nombreux, ils viennent en grande partie du canal dentaire et des canaux inter-alvéolaires.

PREMIÈRE PARTIE

CARIES COMPLIQUÉES DE DÉNUDATION DE LA PULPE

CHAPITRE PREMIER

L'ordre de cette définition étant établi, nous allons procéder par le premier degré de la carie compliquée, c'est-à-dire par la carie pénétrante simple.

Dans cette première variété, la cavité de la carie et la cavité de la chambre pulpaire se communiquent par une ouverture plus ou moins large, et parfois si étroite qu'il est besoin de recourir à des moyens variés pour en reconnaître l'existence. Le mode de pénétration et les rapports de communication jouent un rôle très important au point de vue du traitement, mais ce que nous voulons examiner tout d'abord, c'est l'état de la pulpe découverte.

La question que nous devons nous poser en premier lieu, c'est de savoir si la pulpe peut être saine et dans son état normal, alors qu'elle a été mise à nu par le fait d'une carie pénétrante. Divers auteurs, et quelques grands maîtres dans l'art de la chirurgie dentaire n'ont pas échappé à cette préoccupation. N'est-ce pas Tomes lui-même qui a décrit avec le plus de soin la couche des cellules qui forment la membrane de l'ivoire à la surface de la pulpe ? Il nous paraît cependant difficile d'admettre que la pulpe puisse être intacte, lorsque les fibrilles de l'ivoire sont détruites. Lorsque la pulpe est mise à nu par les progrès lents et naturels d'une carie, on a tout lieu de supposer que cet organe est troublé dans son état physiologique. L'envahissement du mal ne s'est point produit sans que la pulpe se défende en sécrétant ce qu'on appelle la dentine secondaire, et à mesure que la muraille s'épaissit d'un côté, elle s'amincit de l'autre, et c'est alors que la pulpe, vaincue dans cette lutte, n'est plus dans des conditions normales.

Tous ces phénomènes se sont passés d'une manière silencieuse, sans douleur, et c'est pour cela que l'on dit, dans ces cas, que la pulpe est saine. — Mais si on admet que la pulpe dénudée soit saine, on ne saurait comprendre que cet état puisse persister longtemps ; le contact de l'air, les débris alimentaires, les acides de la bouche ne tardent point à amener une irritation plus ou moins considérable, et des douleurs irrégulières se traduisent par une sensibilité aiguë aux changements de température.

Ces considérations générales étaient nécessaires pour que nous puissions examiner, en connaissance de cause, les différentes méthodes de traitement à appliquer dans le cas de carie pénétrante avec pulpe saine.

Traitement. — Nous admettons deux sortes de traitement pour ces caries, la première comprend le traitement conservateur, la seconde le traitement radical. Il est incontestable qu'à priori tous les praticiens donneront leur préférence au premier traitement, car une dent pourvue de sa pulpe a plus de chance de vivre qu'une dent réduite à son périoste, mais la question doit se poser de la manière suivante : quel est le traitement le plus rapide et le plus sûr pour conserver la dent ?

Traitement conservateur. — Ce traitement consiste à ramener la pulpe dans les mêmes conditions où elle se trouve dans une carie du second degré, et cette méthode conservatrice part de ce principe que le germe dénudé ayant une tendance à se recouvrir d'une couche de dentine, on peut favoriser cette tendance par des moyens efficaces, que je désignerai par le nom de procédé lent, et procédé rapide.

Le procédé lent consiste à produire, par des pansements appropriés, la sécrétion d'une paroi de dentine qui finisse par fermer l'orifice de communication entre la cavité pulpaire et la cavité de la carie. A cet effet, diverses substances ont été employées dans ce but, et suivies généralement de succès ; tels, le tannin, l'acide phénique, l'oxychlorure de zinc, l'alun calciné, etc. Ces pansements renouvelés tous les deux jours, mais avec les plus grandes précautions pour éviter un choc ou une pression, seront continués jusqu'à ce que la couche d'ivoire soit assez considérable pour permettre l'obturation. Il est incontestable que la cavité de la carie sera préalablement et très soigneusement débarrassée des débris d'ivoire altéré, des substances alimentaires ou autres, de manière que la pulpe se trouve face à face avec le topique.

Aussitôt qu'on a obtenu le résultat cherché, on peut procéder à l'obturation avec les substances ordinaires, mais nous croyons préférable qu'une obturation en gutta-percha précède le plombage permanent, qu'on ne ferait qu'après quelque temps.

Tous les praticiens éminents ont constaté les bons résultats de ce procédé, mais il n'en est pas moins vrai que la pulpe se trouve exposée à un grand nombre de vicissitudes par suite d'un traitement qui peut durer des mois, et auquel beaucoup de patients ne peuvent s'astreindre.

De cette préoccupation est né le second procédé de la méthode conservatrice, qui consiste à faire l'opération qu'on appelle, en chirurgie dentaire, le coiffage de la pulpe. Du moment qu'il s'agit de faire sécréter l'ivoire, pourquoi ne pas lui créer immédiatement une paroi protectrice ?

Cette opération se pratique au moyen de substances inertes ou actives; les substances inertes sont : une feuille d'or ou d'étain, l'os, le liège, le collodion

desséché, ou bien encore la gutta-percha. Ces substances sont celles qui ont donné le plus souvent les
meilleurs résultats. Les substances actives sont le
tannin, l'acide phénique, l'oxychlorure de zinc, l'arsenic, qui, appliquées de différentes manières, ont eu
pour but de déterminer une irritation de la pulpe,
pour aboutir plus rapidement à la formation d'une
paroi de l'ivoire. La plus employée de ces substances
est l'oxychlorure de zinc, parce que l'application de
ce composé détermine une irritation qui a le meilleur résultat pour amener la sécrétion de l'ivoire.
Avant de porter un jugement sur cette méthode, et
de formuler les indications qui doivent en déterminer, ou en faire rejeter le choix, nous allons décrire
ce que nous avons appelé : le traitement radical.

Traitement radical. — Ce traitement consiste
à détruire la pulpe dont on ne croit pas la conservation possible, et à ne procéder à l'obturation que
sur une dent morte. Or, il est reconnu qu'un périoste
sain suffit pour conserver à la dent une partie de sa
vitalité, et lui assurer par conséquent ses fonctions
mécaniques.

Cette question résolue, il s'agit de savoir par quel
procédé il faut détruire la pulpe.

Ces procédés sont au nombre de deux : le premier consiste dans l'extirpation de l'organe tel qu'il
existe dans le canal dentaire ; le second consiste dans
la cautérisation de la pulpe.

Nous allons définir ces deux procédés.

Extirpation de la pulpe. — Cette opération consiste à enlever d'un seul coup et d'un mouvement rapide le contenu de la chambre pulpaire. Cette opération se pratique fréquemment sur les dents à une seule racine telles que les incisives et les canines, mais plus rarement sur les petites molaires, et cette différence se comprendra facilement lorsque nous aurons décrit en quelques mots la manière d'extirper une pulpe.

Cette extraction se fait à l'aide d'instruments délicats qu'on appelle des tire-nerfs. Il y en a de diverses formes, mais les plus commodes et les plus usités sont les extracteurs barbelés. L'opérateur doit enfoncer l'instrument d'un mouvement ferme et régulier et aussi loin que possible dans le canal dentaire. Arrivé au terme, l'opérateur retirera son instrument en lui faisant produire un petit mouvement de rotation qui sectionne la pulpe. Il est inutile d'insister davantage pour démontrer que cette opération n'est guère praticable que sur les dents à une seule racine, car s'il fallait renouveler la tentative à 3 ou 4 reprises sur une grosse molaire, le patient aurait beaucoup à souffrir.

L'extirpation faite, tout n'est pas fini. Une petite hémorragie se déclare, et nous la considérons comme extrêmement favorable au traitement qui devra précéder l'obturation. L'extirpation de la pulpe vivante est une opération douloureuse, et applicable seulement à une catégorie de dents. Nous allons examiner maintenant la méthode qui consiste à détruire la pulpe par la cautérisation.

Destruction de la pulpe par cautérisation.

— La cautérisation de la pulpe est une opération très fréquente en chirurgie dentaire, et quoique très discutée autrefois, on peut dire qu'aujourd'hui l'accord est le plus complet. Nous l'étudierons avec tous les détails qu'elle mérite, en développant les considérations qui n'ont pas toujours trouvé une place suffisante parmi les ouvrages classiques.

Détruire la pulpe par la cautérisation n'est pas une idée nouvelle, elle est d'ailleurs toute naturelle. On ne peut en effet pratiquer une obturation sur une pulpe sensible et irritable, sans détruire sa sensibilité et sa vitalité, sans l'avoir cautérisée.

Nous ne mettons pas au nombre des agents pouvant détruire la pulpe, des caustiques superficiels tels que le nitrate d'argent, l'acide phénique, le chlorure de zinc, etc., et nous écarterons en outre les caustiques énergiques tels que l'acide chromique et la potasse caustique, comme d'un emploi difficile et douloureux.

L'acide arsénieux est actuellement d'un usage général, c'est donc à cet agent que nous appliquerons nos considérations, car il est par excellence le meilleur caustique pour dévitaliser les pulpes dentaires. Son usage remonte à de nombreuses années, mais il a fini par se faire substituer à tous les autres caustiques par ceux-là mêmes qui l'avaient le plus battu en brèche.

Il n'est pas utile de dire que l'acide arsénieux est un poison violent qui doit être placé dans la cavité des dents avec grande précaution, et, sous cette réserve, il faut en appliquer plus que moins, car une petite quantité irrite la pulpe et cause de la douleur, tandis que l'excès de cette substance, lorsque toute la pulpe remplit la chambre pulpaire, n'offre aucun danger.

Cet agent si particulier demande ordinairement plusieurs heures pour produire ses effets, mais si on perd du temps, on le gagne en bons résultats, tels que : douleur modérée, insensibilité sûrement obtenue, réaction bien moins vive du côté du périoste, et quel que soit le mode d'action de l'arsenic, il est un fait incontestable, c'est que, obéissant à la loi du tissu frappé de mort, l'eschare qu'il produit tend à se séparer avec énergie des tissus vivants et l'eschare pulpaire n'échappe pas à cette loi, ce qu'il est important de rappeler ici, car elle nous enseigne qu'il n'est pas permis de pratiquer un plombage sur une pulpe mortifiée avant que celle-ci n'ait été extirpée. C'est du reste une règle applicable quel qu'ait été le mode de cautérisation. Il nous a été donné de la constater dans un certain nombre d'observations sur les caries pénétrantes. — « Pulpe à nu, cautérisée à l'acide arsénieux ; le lendemain, insensibilité complète, plombage, etc. » Pas question de l'extirpation de la pulpe morte, pas question non plus des accidents qui surviennent à la suite de cette méthode opératoire et qui consistent en périos-

tite, abcès, fistule. Nous savons fort bien que la périostite alvéolo-dentaire peut se produire après avoir enlevé la pulpe cautérisée ou non, mais ce que nous savons aussi, c'est que cette périostite sera inévitable si l'eschare a été enfermée sous le plombage, et je suis loin de partager la manière de faire de M. le Dʳ Magitot auquel il suffisait que la pulpe fût cautérisée et insensible pour que l'obturation fût possible, et nous n'avons pas besoin de nous appuyer sur des faits d'observation, car les notions les plus élémentaires de physiologie pathologique nous suffisent pour expliquer ces cas incontestables.

Le moment est venu d'examiner cette question si importante de l'influence de l'acide arsénieux sur le développement de la périostite alvéolo-dentaire, et cette croyance l'a fait rejeter par un grand nombre de praticiens. Dans quelle mesure cette crainte est-elle fondée ? Tous ceux qui font usage de l'arsenic constatent après son application une légère irritation du périoste, dont il est facile de se rendre compte à la percussion de la dent. Cette irritation provient de la congestion de cette membrane, qui s'explique ainsi : l'arsenic congestionne les vaisseaux, et en arrête la circulation, or nous savons que les vaisseaux du périoste viennent en grande partie des vaisseaux de la pulpe. La circulation cessant brusquement dans ces derniers, la congestion devient inévitable, et d'autant plus que l'action du caustique aura été rapide.

Ces considérations sont très importantes, car on

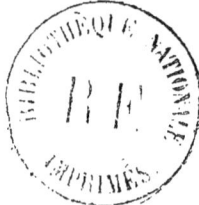

2

peut en tirer des conséquences pratiques : c'est qu'il y a danger à employer de fortes doses de caustique, mais l'arsenic sera moins dangereux lorsque la pulpe est entière, parce qu'il agit avec lenteur, tandis qu'il y aurait danger à poursuivre les débris de cet organe au fond des canaux dentaires, car dans ce cas l'inflammation de cette membrane serait inévitable.

Nous avons suffisamment insisté sur la nécessité de l'extirpation de la pulpe dentaire après la cautérisation, pour que nous n'ayons plus à en parler, cette opération se fera de la même manière que si la pulpe était saine. La pulpe détruite et extirpée, on devra attendre quelque temps pour surveiller si le périoste devient sensible, et, dans ce cas, appliquer quelques pansements calmants et antiseptiques dans la cavité de la dent, pour ne pratiquer l'obturation qu'après la disparition complète de la sensibilité. Nous conseillons même, comme mesure de prudence, d'attendre, car il arrive parfois que le périoste reste silencieux à la suite de la cautérisation et l'irritation ne se montre que quelques jours après.

Il existe encore une méthode qui consiste dans le coiffage de la pulpe, nous ne nous y étendrons pas, et nous la conseillons d'autant moins qu'elle nous a peu réussi. Un de nos maîtres, le Dr Andrieu, l'avait presque complètement abandonnée, car il n'en avait pas obtenu de meilleurs résultats.

D'après ce qui précède, nous croyons préférable,

suivant les cas, d'employer, pour les incisives et les
canines, soit l'extirpation simple, soit la cautérisation avec le cautère électrique, et pour toutes les
autres dents, rien ne nous paraît préférable à l'acide
arsénieux.

Avant de clôturer ce chapitre, il nous paraît utile
de mentionner une observation sur des cas particu-
liers et difficiles, quel que soit le traitement qu'on
ait résolu d'employer. Il est évident qu'une carie,
par exemple, située à la face postérieure d'une deu-
xième molaire supérieure près du collet, présentera
de grandes difficultés pour les pansements ou toute
autre manœuvre. Dans ce cas, il ne faut pas hésiter
à sacrifier une partie de la couronne, pour donner
plus facilement accès à la cavité pulpaire. De même
encore, dans le cas d'une carie pénétrante, on n'hési-
tera pas à aller chercher la pulpe par un orifice
creusé à la face postérieure de la dent. On n'a pas
à s'effrayer de la difficulté de ces opérations ; nous
avons aujourd'hui une instrumentation admirable,
dont la chirurgie dentaire s'est enrichie.

CHAPITRE DEUXIÈME

Pour nous, toute pulpe exposée a subi plus ou
moins un certain degré d'altération. Dans ces conditions, la pulpe devient sensible, irritable et dou-

loureuse; c'est donc dans ce cas que cet organe est atteint de poussées congestives.

Nous étudierons dans ce chapitre les caries compliquées de maladies de la pulpe dentaire divisées en deux parties : 1° l'inflammation aiguë de la pulpe dentaire ; 2° la destruction complète de cet organe.

Le caractère dominant de la première maladie est une douleur aiguë accompagnée d'élancements, qui ne se calme que pour revenir plus intolérable ; c'est donc en face de la pulpite qu'il faut nous placer tout d'abord. A ce moment, la fluxion qui doit terminer la crise n'est pas encore développée, et en face d'une cavité accessible à la vue, on aperçoit la pulpe volumineuse et rouge foncé. Le moindre attouchement ou le contact des liquides chauds ou froids produisent une violente douleur.

Traitement. — Contrairement à l'avis de certains auteurs, qui se sont occupés de cette grave complication, nous ne pensons pas qu'il y ait lieu d'essayer le traitement curatif, et le moyen que nous préconisons pour parer à ces accidents, c'est la destruction chirurgicale de la pulpe, et c'est en pareil cas que l'acide arsénieux est un agent parfait, auquel il faudra recourir, pour éviter à nos malades la douleur intolérable que produirait l'extirpation ou la cautérisation au fer rouge. Nous avons eu maintes fois l'occasion de constater que l'acide arsénieux appliqué sur une pulpe enflammée est loin d'être aussi douloureux que sur une pulpe saine. La pulpe enflammée, brusquement saisie par le caustique, n'a pas assez de vitalité pour réagir, et ne tarde pas à se mortifier. L'application de l'acide arsénieux ne devra pas être faite à la légère ; il faudra même y apporter les plus délicates attentions, s'assurer que la pulpe est bien dénudée, et sur une large surface. Nous sommes du reste convaincu que les violentes douleurs qui ont parfois succédé à son application provenaient de ce que, mal appliqué ou mis en trop petite quantité, il ne faisait que déterminer de l'irritation, mais à un degré extrême.

Après l'extirpation de la pulpe mortifiée, on fera dans la cavité de la carie et dans les canaux dentaires des pansements antiseptiques et calmants à la fois, mais ce ne sera qu'après avoir surveillé attentivement le périoste pendant quelques jours, qu'on pourra pratiquer l'obturation. Nous ne saurions passer sous silence un phénomène qui, suivant de nombreux auteurs, indiquerait le développement de la périostite, je veux parler de la fluxion dentaire. La fluxion dentaire termine ordinairement les crises de la pulpite, et il n'est pas rare de voir que la cautérisation de la pulpe par l'acide arsénieux est suivie d'une fluxion légère qui disparaît rapidement et sans abcès. En réalité, quelle est la cause du phénomène de la fluxion dentaire ? La fluxion dentaire n'est qu'une sorte d'œdème, elle provient du résultat d'une congestion, qui se fait sur une région plus ou moins étendue, y compris le périoste alvéolo-dentaire.

Cette fluxion est plus considérable si le périoste

vient à s'enflammer, car c'est un nouvel élément pour la produire. La fluxion dentaire annonce toujours que l'état aigu et la douleur vont cesser, mais il n'en sera pas moins nécessaire de cautériser l'organe.

Caries compliquées d'inflammation chronique de la pulpe. — Signalons une dernière variété de l'inflammation chronique de la pulpe pouvant succéder à sa destruction partielle.

Après élimination de l'eschare partielle, la portion restante présente une surface ulcérée qui peut suppurer, si elle n'a pas été de nouveau cautérisée ou extirpée. On peut se rendre compte maintenant de ce qu'il faut entendre par inflammation chronique de la pulpe, et que cet état ne doit nullement se confondre avec la périostite chronique que nous étudierons plus tard.

On peut dire que ce qui caractérise toutes les formes de l'inflammation chronique c'est, en somme, la présence d'une suppuration peu abondante et fétide, l'absence de symptômes fonctionnels bien définis, mais surtout l'absence des symptômes propres à la périostite alvéolo-dentaire.

Traitement. — Il ne viendra certainement à aucun chirurgien la pensée de pratiquer une obturation immédiate, avec ou sans coiffe, sans traitement préalable, sur une dent cariée dont la pulpe suppure. Quelque peu abondante que soit cette suppuration, elle finirait par remplir le canal dentaire, comprimer la pulpe, refluer par l'orifice de la racine et finalement déterminer une périostite, par rétention des produits accumulés. Mais on peut encore ici se poser la question de savoir s'il faut conserver la pulpe ou si, au contraire, la meilleure pratique ne consiste pas à détruire d'abord l'organe malade pour préparer la dent à recevoir un plombage. Le traitement conservateur comprend ici deux phases. La première consiste dans les moyens les plus propres à enrayer l'inflammation de la pulpe et à tarir la suppuration. Dans la seconde, on se propose d'exciter le travail physiologique de l'organe pour se refaire une carie non pénétrante. Les substances qui sont les plus propres à obtenir le premier résultat sont aussi les meilleures pour amener le second : c'est ainsi que l'acide phénique, le thymol, le tannin sont les topiques indiqués pour remplir ce double but. Les pansements demandent le plus grand soin, et doivent être faits sans trop d'interruption et pendant longtemps. A ces conditions on pourra espérer la réussite, et on arrivera à faire un plombage sur une pulpe conservée.

Caries compliquées de destruction de la pulpe. — Au premier abord, rien ne paraît plus facile que de définir l'état d'une dent dont la pulpe est détruite à la suite d'une carie pénétrante. Mais si l'on consulte les auteurs, et si l'on cherche dans les discussions qui ont lieu chaque jour au sein des sociétés savantes de la chirurgie dentaire, on voit que cette variété de carie compliquée a été suffisamment précisée, et surtout parfaitement séparée, soit des caries compliquées de périostite chronique, soit des caries compliquées d'inflammation chronique de la pulpe. Il est donc possible de préciser un état de la dent atteinte de carie pénétrante privée de sa pulpe. Mais en même temps qu'on constate cette absence absolue de la pulpe vivante, il est aussi nécessaire de constater qu'il n'y a ni lésion du périoste ni suppuration par le canal dentaire. C'est un état qui existe en clinique, et qu'on n'a jamais encore contesté.

— Ainsi, il n'est pas rare de voir des malades ayant depuis longtemps des dents atteintes de carie pénétrante, et n'avoir jamais souffert d'une manière appréciable quoique n'ayant jamais subi d'opération. Qu'est-il arrivé dans ce cas? tout naturellement, la pulpe s'est détruite sans réaction, par une sorte de désorganisation lente, dont le malade n'a pu se rendre compte.

Parfois, au contraire, c'est une inflammation aiguë qui, après une ou plusieurs crises, a détruit la pulpe par gangrène. Mais à l'époque où le malade vient trouver le chirurgien, tout est calmé, la dent n'est plus douloureuse; on constate qu'il n'y a pas de suppuration par le canal dentaire; le périoste n'est plus malade et la dent est simplement une dent morte.

En résumé, on ne peut nier que, dans les différentes circonstances que nous venons d'étudier, il n'y ait un état bien défini de la dent, car il est à observer que le périoste d'une dent privée de sa pulpe, à la suite d'une carie pénétrante, finira toujours par s'altérer, soit par l'effet de la composition des débris mortifiés de la pulpe, soit à la suite de la pénétration de liquides irritants à travers la cavité de la carie ou des canaux dentaires. Cet état peut être appliqué à la clinique, et peut s'utiliser pour examiner le genre de traitement qu'il conviendra d'appliquer.

Traitement. — Le premier devoir du chirurgien est d'enlever à l'aide de tire-nerfs tous les débris de la pulpe qui se trouvent dans les canaux dentaires, et de les nettoyer à fond; puis on devra, pendant quelque temps, faire un traitement antiseptique en essayant par des pansements de plus en plus comprimés la tolérance de la dent, et, celle-ci obtenue, on pourra procéder à l'obturation définitive. Il est cependant une recommandation importante à faire, c'est d'agir avec beaucoup de prudence pour les premiers pansements, pour ne pas brusquer la dent, car on déterminerait les accidents du côté du périoste. A ces conditions, on est sûr de la conservation de la dent.

La question sur les caries compliquées d'altérations pulpaires étant terminée, nous constaterons que leur gravité incontestable n'est pas au-dessus des ressources de la thérapeutique ; nous terminerons en abordant les caries compliquées d'altérations périostiques et voyons si nous pourrons arriver aux mêmes résultats.

DEUXIÈME PARTIE

CARIES COMPLIQUÉES D'ALTÉRATIONS DU PÉRIOSTE ALVÉOLO-DENTAIRE

CHAPITRE PREMIER

Caries compliquées d'altération du périoste alvéolo-dentaire aiguë. — S'il était déterminé qu'une dent, atteinte de périostite à la suite d'une carie pénétrante, est forcément vouée à l'extraction, le rôle du chirurgien ne se réduirait que trop souvent à arracher les dents. Très heureusement, il n'en est pas ainsi, et la thérapeutique n'est pas impuissante à sauver des organes qui pourront être encore bien utiles.

En dehors des altérations purement inflammatoires, la pathologie du périoste alvéolo-dentaire ne comprend que les tumeurs, et, celles-ci formant une classe à part, nous n'aurons pas à nous en occuper dans la question que nous nous disposons à traiter.

Caries compliquées de périostite alvéolo-

dentaire aiguë. — La périostite aiguë ne nous arrêtera pas longtemps, car le plus souvent elle n'est que l'intermédiaire qui conduit à la périostite chronique que nous étudierons plus loin et dans toutes ses phases. Les conditions dans lesquelles on voit la périostite se développer à la suite d'une carie pénétrante sont les suivantes : tantôt elle succède à des manœuvres opératoires pratiquées par le chirurgien, telles que l'extirpation et la cautérisation de la pulpe; tantôt le périoste s'enflamme après une obturation faite sur une dent, dont la pulpe a été cautérisée, et non extirpée. Dans l'un et dans l'autre cas, la périostite peut se produire par rétention des produits purulents qui s'accumulent et finissent par sortir du côté du foramen. En résumé, toutes les fois qu'il reste dans les canaux dentaires des débris de pulpe, on voit inévitablement le périoste s'enflammer. Les lésions de la périostite aiguë consistent d'abord en une congestion du périoste plus ou moins étendue, soit au sommet de la racine, soit à toute la membrane. Puis elles produisent une prolifération plus ou moins considérable des éléments cellulaires du périoste. Enfin, à un troisième degré, elles développent la suppuration, et c'est là le phénomène qui nous intéresse le plus vivement.

La suppuration amène toujours le décollement du périoste de la dent. Parfois le pus trouve une issue du côté du canal dentaire par le foramen. D'autres fois, il s'introduit entre la dent et la gencive, et vient sortir au niveau du collet. Mais le plus fréquemment, il s'accumule avec une grande rapidité vers le sommet de la racine, et se fait jour à côté de la gencive.

Traitement. — Il y a un triple but à atteindre dans le traitement de la carie compliquée de périostite avéolo-dentaire aiguë : 1° il faut d'abord guérir la complication ; 2° supprimer les causes qui lui ont donné naissance ; 3° rendre à la dent ses fonctions par une obturation définitive.

Lorsque la périostite aiguë est à son début, il est possible d'empêcher la suppuration de se produire, en faisant jouer leur rôle aux révulsifs énergiques. Le cautère actuel ou électrique promené le long de la racine pourra donner de bons résultats. Les purgatifs à l'intérieur amèneront une sédation toujours favorable. Mais si la périostite se produit à la suite d'une obturation, la première chose à faire pour l'enrayer, c'est d'enlever le plombage et d'ouvrir une voie facile aux liquides accumulés en agrandissant la cavité de la carie.

L'emploi des moyens précédents deviendra inutile si la suppuration est produite, soit par un abcès sur la gencive, soit par un écoulement entre la gencive et la dent au niveau du collet. La suppuration elle-même amène un certain calme, et il ne s'agit que de ne pas laisser celle-ci se continuer indéfiniment. C'est à ce moment qu'il convient d'intervenir. Le premier soin est de débarrasser le canal dentaire de tous les débris de pulpe altérés, des substances alimentaires ou autres, et de nettoyer la chambre pulpaire avec un liquide antiseptique. Cela fait, il convient de laisser dans les cavités un pansement antiseptique très peu serré d'abord, afin que le pus puisse s'écouler pendant quelques jours. Si une ouverture s'est formée à la gencive, il ne faudra pas craindre de faire de ce côté des injections avec de l'eau tiède légèrement alcoolisée. Si la gencive s'est décollée de la racine, c'est sous la gencive même qu'on pratiquera l'injection. Il n'y a plus alors qu'à continuer pendant quelque temps les pansements antiseptiques. Bientôt l'inflammation disparaît, la suppuration tarit, et l'on peut faire l'obturation définitive.

CHAPITRE DEUXIÈME

Caries compliquées de périostite alvéolodentaire chronique. — Ainsi que nous l'avons dit dans le chapitre qui précède, la périostite chronique succède à la périostite aiguë ; la seule chose qu'il ne soit pas facile de dire exactement, c'est quand l'une commence, et quand l'autre finit. Lorsque les phénomènes aigus de la périostite, tels que douleur, tension, fluxion, se sont calmés ou ont disparu, que la suppuration s'est établie et dure depuis un temps assez long, on dit que la périostite est devenue chronique.

Pourquoi cette inflammation prend-elle tantôt le caractère aigu, tantôt, dès le début, le caractère chronique? Nous avons tout lieu de croire qu'il faut tenir compte des prédispositions de nos malades, et aussi des circonstances dont il ne nous est pas toujours possible de nous faire une idée très exacte.

Quoi qu'il en soit, si le canal dentaire et la cavité sont libres, le pus sort, et l'inflammation du périoste n'a pas de tendance à s'étendre. Si, au contraire, il y a un obstacle quelconque du côté des canaux dentaires ou si la cavité de la carie est obstruée par un plombage, le pus s'agglomère lentement au-dessous du périoste, et forme un kyste purulent qu'on appelle abcès alvéolaire. Nous allons maintenant envisager les différents aspects cliniques que revêt cette affection complexe à la suite des caries pénétrantes, en allant du cas simple au cas composé. Le cas simple est le suivant : un écoulement purulent se fait par le canal ou les canaux dentaires de la dent ; le pus, qui ne rencontre aucun obstacle, sort librement par la cavité plus ou moins abondamment. La dent n'accuse qu'une légère douleur à la percussion, et nous n'avons ni abcès ni fistule sur la gencive. Cet état peut persister longtemps sans aggravation, si rien ne vient faire obstacle à la sortie du pus.

Le cas composé varie du précédent par un degré plus avancé, ou, si l'on veut, dans une autre variété,

le pus, au lieu de trouver passage par les canaux
de la dent, s'est collecté au-dessus de la racine, et a
formé un véritable abcès qui s'est ouvert le plus
souvent à la gencive. Comme dans le premier cas,
il y a un écoulement de pus, mais se faisant cette
fois par une ouverture fistuleuse à trajet plus ou
moins long. Ici, nous avons la dent sensible à la percussion, mobile dans son alvéole, surtout lorsque la
suppuration dure depuis longtemps déjà, et propor-
tionnée à l'étendue de la lésion périostique.

En résumé, on peut dire, au point de vue clinique,
qu'il y a deux variétés de périostite chronique : celle
sans abcès ni fistule, et celle avec abcès et fistule. Ce
second cas dépendra du premier si le pus qui s'écou-
lait librement se trouve retenu par une cause accidentelle.

Il existe, certes, d'autres variétés de périostite
chronique, mais qui résultent alors de complications
graves, desquelles nous ne parlerons point, pour
ne pas nous éloigner de notre thème, et nous allons
étudier maintenant les lésions de la périostite chronique.

Les lésions qui déterminent l'inflammation chronique et la suppuration portent sur le périoste, sur
les racines, et principalement sur l'alvéole. Pour ce
qui est de la pulpe, nous savons qu'elle est toujours
détruite quand la périostite se montre à la suite
d'une carie pénétrante.

On ne peut se rendre compte de l'état du périoste
que sur une dent extraite. Souvent il manque, si la

lésion est ancienne, sur une grande étendue de la racine; d'autres fois, au contraire, on est surpris de rencontrer des lésions très peu étendues de cette membrane, alors que la suppuration dure depuis longtemps.

Le sommet de la racine de la dent malade est généralement résorbé dans une certaine étendue, et il arrive quelquefois que le canal dentaire ait été agrandi par résorption de sa paroi interne. Nous dirons en passant que pour les dents à plusieurs racines, même à la suite d'une carie pénétrante, une seule de celles-ci peut présenter les lésions de la périostite chronique, les autres étant parfaitement saines.

Lorsque le trajet fistuleux vient s'ouvrir sur un point de la muqueuse buccale, le plus communément sur la gencive, il n'offre que peu de gravité au point de vue des lésions qu'il détermine sur les parties molles. Il en est autrement si l'ouverture fistuleuse siège à la peau de la face; elle constitue une lésion grave, même lorsque la source du pus qui l'entretient est tarie. Elle disparaît, c'est vrai, mais en laissant les tissus durs et rétractés. Si l'on voulait avoir un tableau complet de la périostite alvéolodentaire chronique, tous les développements qui précèdent seraient loin d'être suffisants ; mais nous avons pour but de donner les notions dont il est difficile de se passer pour aborder d'une façon utile le traitement des caries que compliquent de semblables affections. Il nous faudrait encore rechercher pourquoi la périostite chronique marque si peu de tendance à guérir d'elle-même, et pourquoi, en l'absence de l'intervention chirurgicale, elle n'a pour terme que la chute et la perte de la dent. C'est ce que nous ferons tout en étudiant les différentes méthodes de traitement dont nous allons parler.

Traitement. — La conservation d'une dent cariée, dont la pulpe est détruite, dont le périoste est enflammé, dont la racine est entamée par la suppuration, est un difficile problème à résoudre, et il n'est pas étonnant que les chirurgiens aient cru pendant longtemps cette conservation impossible, et qu'ils aient eu recours à l'extraction pure et simple de l'organe. Néanmoins, dans ces dernières années, la chirurgie dentaire a fait de tels progrès qu'il est possible aujourd'hui d'étudier le traitement des caries compliquées.

Quel qu'il soit, le traitement doit comprendre l'obturation de la dent, car on ne saurait concevoir, sans cela, que la dent puisse remplir un rôle utile à la mastication.

Dans ces termes, le traitement peut être simplement palliatif ou curatif.

Traitement palliatif. — Il est à remarquer qu'une dent cariée atteinte de périostite chronique suppurante, peut persister des années sans que les désordres semblent prendre une grande extension lorsque l'écoulement du pus se fait d'une manière

3

facile. Sans prétendre guérir radicalement l'écoulement purulent et sans se préoccuper de la guérison de la périostite, on a pensé que, tout en plombant
la dent, on pouvait régulariser la sortie du pus et lui
fixer son trajet en le mettant autant que possible à
l'abri de l'obstruction accidentelle. C'est ce qui a
suggéré l'idée de la petite opération qui porte, en
chirurgie dentaire, le nom de drainage. Il s'agit
d'ailleurs d'un véritable drainage au sens chirurgi-
cal du mot, et cette opération se pratique de deux
manières suivant les cas : le drainage direct, et le
drainage indirect.

Le drainage direct se fait en creusant sur la couronne de la dent un pertuis qui va s'ouvrir dans la
chambre pulpaire. L'opération terminée, la partie
profonde du plombage forme paroi latérale d'un canal dérivatif qui va du sommet de la racine au collet
de la dent. C'est par ce canal que s'écoule la matière purulente fournie par le périoste, et comme la
position s'oppose à la pénétration de petits corps
étrangers, la sortie du pus ne peut être obstruée.

Le drainage indirect se fait à travers la matière du
plombage, dans lequel on fixe un petit tube de pla-
tine qui est mis en communication avec la chambre
pulpaire. Le pus s'écoule dans les mêmes conditions
que précédemment.

Quel que soit le procédé employé il sera presque
indispensable de faire un nettoyage aussi complet que
possible de la cavité de la carie et des canaux dentaires et de n'y rien laisser qui puisse être, soit une

gêne pour la sortie du pus, soit une cause d'irritation pour le périoste.

On voit immédiatement les avantages, mais on
prévoit aussi les inconvénients du traitement palliatif. Il permet de plomber une dent, il lui rend ses
usages de mastication, mais il ne guérit pas la
périostite, et tôt ou tard des accidents périodiques
forceront le chirurgien à tenter le traitement curatif ou à enlever la dent. A notre avis le drainage peut
rendre de grands services comme traitement d'at-
tente, et le chirurgien sera souvent heureux de le
mettre en pratique lorsque, pour une cause ou pour
une autre, le malade ne peut ou ne veut pas s'astreindre à subir le traitement curatif.

Traitement curatif. — Ce traitement comprend le traitement par la greffe par restitution, et
le traitement par la méthode antiseptique.

Traitement par la greffe par restitution. — Cette
méthode, que plusieurs praticiens ont appliquée avec
succès, soit en France soit à l'étranger, consiste à
extraire la dent malade, à la plomber en dehors de
la bouche, et à la réimplanter presque immédiatement, après en avoir toutefois réséqué la partie
dénudée de la racine.

Tel est en quelques mots toute l'opération. Les
succès qu'a fournis cette méthode sont indiscuta-
bles, mais cela ne peut nous dispenser de rechercher la cause de la guérison des accidents à la suite
de la réimplantation.

Pour nous, la cause de la guérison qui succède à la réimplantation, après résection du sommet de la racine, ne réside pas dans le fait de cette résection ; il nous faut chercher, par conséquent, ailleurs les causes qui entretiennent la suppuration dans la périostite chronique une fois établie, et ensuite exposer comment agit la réimplantation pour amener une guérison définitive.

Si nous n'admettons pas la résection de la racine comme cause de la guérison, comment expliquer les bons résultats de la greffe par restitution. Il nous semble facile de s'en rendre compte d'une autre manière.

Tout d'abord, lorsque la dent est arrachée, l'alvéole est lavée avec soin avec de l'eau légèrement alcoolisée. Puis le sommet de la dent est coupé, et la dent remise en place après avoir été plombée. Les surfaces remises en contact sont débarrassées de tout produit irritant, purulent ou infectieux ; les meilleures conditions se trouvent donc réunies pour que la guérison se fasse rapidement. Pour nous, la résection de la racine n'est intervenue que pour permettre d'enfoncer la dent plus profondément, et lui donner ainsi plus de facilité de reprendre sa place.

Il ne faudrait pas croire que la guérison soit instantanée. En effet, comme nous le disions tout à l'heure, la suppuration après la greffe n'est pas supprimée immédiatement, et elle se continue quelque temps encore par la fistule préexistante. Nous en avons dit assez pour démontrer que les accidents de la périostite

chronique ne sont point entretenus par la présence
d'une portion de la racine dénudée, et que, d'autre
part, ce n'est pas la résection de cette portion du sommet de la racine qui amène la guérison de ces mêmes
accidents. Cette double démonstration nous a paru
nécessaire avant d'aborder l'étude du traitement curatif par la méthode antiseptique.

Méthode antiseptique. — Cette méthode a pour
point de départ une observation que nous avons
déjà faite maintes fois que la suppuration dans la
périostite est entretenue par les produits altérés contenus dans les canaux dentaires ; cette cause entretient non seulement la suppuration, mais détermine
le caractère de putréfaction qu'elle affecte à un très
haut degré. On conviendra que, toutes ces conditions
réunies, l'état de la dent qui existe ne peut que s'ag-
graver.

Il est donc tout naturel d'appliquer un traitement
antiseptique qui supprime dans le présent et dans
l'avenir les sources vives du mal, et voici comment
cette méthode a été mise en pratique.

Un grand nombre de substances ont été employées
comme agents de la méthode antiseptique, mais
avant tout et par-dessus tout la créosote. Nous ne
parlons que de l'emploi de celle-ci, la seule dont
nous nous soyons toujours servi avec la majorité
des chirurgiens.

La créosote est l'un des principes contenus dans
le goudron de bois ; c'est un liquide oléagineux, in-
soluble à l'eau, et soluble dans l'alcool et l'éther ;

c'est en outre un caustique assez puissant. Dans les cas qui nous occupent, on l'emploie généralement pur.

Avant de faire les applications de la créosote, la cavité de la carie doit être parfaitement nettoyée ; la chambre pulpaire, les canaux dentaires doivent être débarrassés de tout ce qu'ils peuvent contenir. Cette opération se fait avec des fraises, des rugines, des tire-nerfs, et de fines broches enroulées d'une mince couche de coton. Il ne faut pas craindre d'agrandir les cavités, de les modifier s'il est besoin, de réséquer la dent, afin de rendre l'application des pansements aussi facile que possible.

Le moment est alors venu d'appliquer la créosote. Pour les dents inférieures, on pourra verser une goutte de liquide dans la cavité de la carie, et ce liquide pénétrera dans les canaux dentaires ; avec un peu de coton on enlèvera le surplus. Pour les dents de la mâchoire supérieure on se contentera de porter le liquide sur une mèche de coton.

Mais on ne doit pas oublier que l'on se trouve en face d'un écoulement purulent, et comme par un premier pansement on ne peut tarir cette suppuration, il faut prendre garde de ne pas déterminer des accidents de rétention. La mèche créosotée, introduite dans le canal dentaire, sera très petite ; de même l'occlusion de la carie faite avec un coton imbibé de teinture de sandaraque sera aussi lâche que possible.

Ces pansements seront continués pendant une période de quinze jours ou trois semaines, et la suppuration sera complètement tarie. S'il y a fistule à la muqueuse, il sera utile de faire des injections détersives pour faciliter le dégagement du pus.

Tel est en quelques mots le traitement de la périostite chronique par la méthode antiseptique.

Mais toute la tâche n'est pas remplie, car, pour maintenir les résultats acquis, et rendre à la dent ses usages, il faut pratiquer l'obturation de la cavité de la carie.

En pareil cas, nous pratiquons toujours une obturation provisoire, à laquelle on pourrait donner le nom d'obturation antiseptique, et qu'on remplacera plus tard par une obturation définitive.

La modification au plombage ordinaire consiste simplement à placer au fond du canal dentaire une mèche de coton créosotée, bien exprimée toutefois, de l'y laisser en place, et de remplir la chambre pulpaire et la cavité de la carie avec les substances obturatrices telles que ciment, amalgame ou or. Ce procédé, qui nous a été enseigné par un de nos maîtres, nous a toujours réussi; nous l'avons même employé dans beaucoup d'autres circonstances, et avec d'excellents résultats. Nous sommes convaincu que la méthode antiseptique telle que nous venons de la décrire sera presque toujours suivie d'un succès complet. Nous pouvons même ajouter, par un nombre suffisant d'observations, et c'est là un fait important, que cette méthode permet d'en éviter une autre beaucoup plus compliquée et inférieure au point de vue du résultat : la méthode par la greffe par restitution.

TABLE DES MATIÈRES

Introduction.. 3
Définition du sujet... 4
Division du sujet... 5
Notions anatomiques et physiologiques du sujet............ 6

PREMIÈRE PARTIE

Caries compliquées de dénudation de la pulpe dentaire

Chapitre Ier : *Carie compliquée avec pulpe saine*......... 9
Chapitre II : *Carie compliquée avec pulpe malade*......... 19

DEUXIÈME PARTIE

Caries compliquées d'altération du périoste alvéolo-dentaire

Chapitre Ier : *Carie compliquée de périostite alvéolo-den-*
taire aiguë....................... 26
Chapitre II : *Carie compliquée de périostite alvéolo-dentaire*
chronique........................ 29

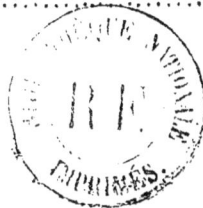

Poitiers. — Imprimerie Blais et Roy, 7, rue Victor-Hu'p, 7.

www.ingramcontent.com/pod-product-compliance
Lightning Source LLC
Chambersburg PA
CBHW071426200326
41520CB00014B/3594